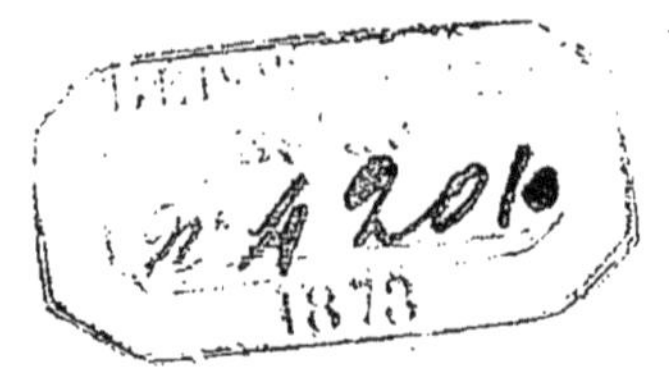

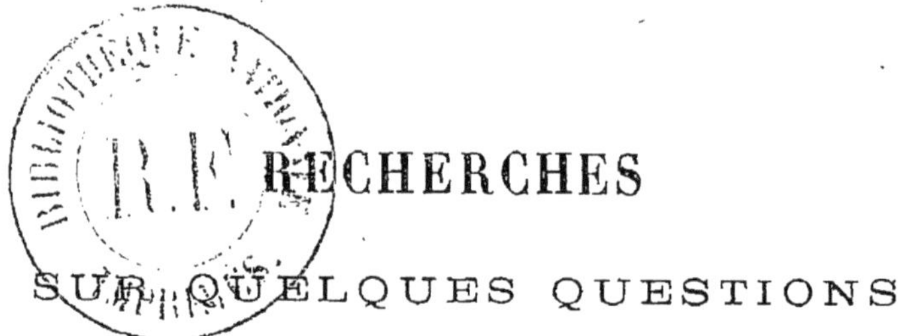

RECHERCHES

SUR QUELQUES QUESTIONS

RELATIVES

A LA SEPTICÉMIE

Par M. C. DAVAINE

(Mémoire lu à l'Académie de médecine le 29 avril 1873.)

Deux graves reproches m'ont été adressés par M. Béhier: l'un est relatif à la température que présentent les animaux inoculés; l'autre est relatif aux lésions anatomiques de la septicémie. M. Vulpian s'est associé laregment aux reproches de M. Béhier sur cette dernière question. Je ferai remarquer tout d'abord que je n'ai fait à l'Académie aucune communication sur ces deux sujets. J'ai seulement répondu à des questions qui m'ont été adressées à la tribune, et je n'ai pu ni dû donner à ces questions tout le développement qu'elles méritaient.

Si l'on est tenu d'être explicite et précis lorsque l'on apporte ici une lecture préparée, les mêmes conditions ne peuvent être exigées lorsqu'il s'agit de faits qui sont déjà anciens, et que c'est à la mémoire seule qu'ils sont confiés.

Malgré ces réserves que je crois devoir faire, parce qu'il m'importe de me disculper du reproche d'une extrême légèreté dans les communications que j'ai eu l'honneur de faire ici, je ne crois pas cependant avoir apporté à cette tribune des faits faux.

M. Verneuil m'ayant demandé quels sont les phénomènes qui surviennent après l'injection du sang putride, j'ai répondu : « Quant à la fièvre, il n'est pas facile de la constater » sur les petits animaux ; toutefois, chez les lapins, j'ai » trouvé presque toujours une augmentation de tempéra- » ture : de 37°,5, elle montait à 40°,41 et 42 degrés. » Ainsi. j'ai attribué au lapin, comme minimum de température normale, 37°,5 ; c'est 38,5 ou 39 que j'aurais dû dire. Cette erreur n'est pas grave, je pense ; mais M. Béhier y insiste beaucoup. En outre, notre savant collègue constate qu'il se produit un abaissement consécutif à l'élévation de la température, abaissement dont je n'ai pas parlé et qu'avaient cependant signalé MM. Coze et Feltz.

Tout le monde comprendra que, dans ma réponse à M. Verneuil, je n'avais pas à faire l'historique de la question. J'ai signalé l'élévation de la température consécutive à l'inoculation ; ai-je commis une erreur?... Il n'y a donc rien à dire.

Puisqu'il s'agit de la température dans la septicémie, permettez-moi, messieurs, d'ajouter quelques mots sur ce sujet. En 1869 et en 1871, j'ai fait sur cette question des recherches que je n'ai pas publiées. Ces recherches m'ont appris, conformément aux résultats obtenus par MM. Coze et Feltz et à ceux de M. Béhier, qu'il se produit d'abord une augmentation de la température, puis ordinairement une diminution parfois très-grande. J'ai vu chez le cobaye la température rectale descendre à 30 degrés et même jusqu'à 28 degrés dans un cas de péritonite consécutive à la septicémie.

Mais cet abaissement de la température n'est pas constant ; j'ai vu aussi des lapins mourir avec la température normale et même avec une température supérieure à la normale ; en voici deux exemples :

Le 30 août 1871, un lapin reçoit dans la cuisse, par une

injection faite avec la seringue de Pravaz, une goutte de sang de bœuf rapidement putréfié. L'animal meurt en treize heures et quart; c'est la mort la plus rapide que j'aie observée dans la septicémie. La température rectale prise avant l'inoculation est de 39°,3. Cette inoculation ayant été faite à neuf heures du matin, la température successivement prise donne: à 2 heures 10 minutes, 41°,1; à 4 heures 15 minutes, 42; à 6 heures, 41,9; à 7 heures 40 minutes, 41; à 9 heures 15 minutes, 40,4; à 10 heures 15 minutes, l'animal est trouvé mort. La température rectale prise immédiatement après est de 38°,7. Il n'y a donc, dans ce cas, entre la température normale et la température prise après la mort qui datait sans doute déjà de quelques minutes, qu'une différence de six dixièmes de degré.

Le 31 août 1871, à 7 heures moins le quart du matin, un lapin de moyenne grosseur reçoit dans la cuisse une goutte du même sang de bœuf.

La température rectale prise au moment de l'inoculation est de 40 degrés centigrades; à 10 heures et quart, 41; à 2 heures, 41,4; à 3 heures et quart, 42,1; à 5 heures, 42,7; à 6 heures, 43; à 9 heures, 43; à 10 heures 10 minutes, 42,4; à 11 heures, 41,5. Il meurt sous mes yeux à minuit moins dix minutes; la température rectale, prise aussitôt après que la mort a été bien constatée, donne 40,9. Toutes ces températures ont été prises par moi-même et avec le même thermomètre.

On ne peut donc conclure d'une manière absolue, comme l'a fait M. Béhier, que la mort par septicémie est toujours précédée d'une diminution très-notable de la température, puisque, dans ce dernier cas, l'animal est mort avec neuf dixièmes de degré de plus qu'avant l'inoculation.

J'ajouterai, relativement à ce lapin mort en dix-sept heures, quelques détails qui pourront être rappelés dans la suite de cette discussion. L'animal, pendant sa maladie, n'a pas offert d'autres phénomènes apparents qu'un affaissement progressif; en mourant, il a jeté un cri assez fort.

L'examen fait immédiatement après la mort montre que le sang contient des bactéries en quantité notable ; la cuisse, qui avait reçu l'injection, n'était pas œdémateuse, mais les tissus étaient plus humides que dans l'autre cuisse. La sérosité exprimée renfermait en quantité prodigieuse des bactéries courtes et des granulations que la potasse caustique ne dissolvait pas.

Le second reproche qui m'est adressé est relatif aux lésions anatomiques en rapport avec la septicémie. Certes, en lisant les communications de mes savants contradicteurs, on devra croire que l'observateur qui nie ces lésions est aveugle, ou bien qu'il n'y a pas regardé ; car, il est peu de maladies qui puissent offrir un tel luxe de lésions nécroscopiques. Dans la partie inoculée, œdème, ecchymose, phlegmon, vastes décollements; jetage par le nez; congestion pulmonaire, pneumonie lobulaire, état poisseux des plèvres, pleurésie ; péricardite, vascularisation de l'endocarde, caillots de diverses consistances dans le cœur ; péritonite ; foie volumineux, fortement congestionné ; rate diffluente ; augmentation considérable des globules blancs ; microzymas, bactéries, bâtonnets, anguillules, cysticerques dans le ventre, etc.

Je dois à l'Académie de prouver que je n'ai point affirmé l'absence des lésions anatomiques de la septicémie sans y avoir au moins regardé, comme on peut le supposer d'après le tableau qui précède.

Dans une communication à l'Académie des sciences, en 1869, j'ai donné les différences que présente le sang dans le charbon et dans la septicémie, et je pense que l'exactitude de cette observation a été confirmée ; puis, j'ai donné le poids comparatif de la rate dans les deux maladies. Enfin, j'ai dit ici à cette tribune que, dans mes inoculations successives, je prenais constamment le sang du cœur de l'animal septicémique ; or, pour prendre le sang du cœur et le poids de la rate, j'ai dû ouvrir la poitrine et le ventre, et des lésions aussi énormes que celles qui ont été signalées par mes honorables contradicteurs n'auraient pu m'échapper quand même je ne les eusse point cherchées; car, dans tous ces travaux, j'ai fait moi-même mes inoculations et mes autopsies, n'ayant point à ma disposition le laboratoire d'une faculté et des aides exercés et instruits.

La question des lésions anatomiques dans la septicémie est importante; on me permettra donc de m'y arrêter un peu.

M. Vulpian a cité textuellement ma réponse à M. Verneuil; mais une phrase ôtée de son cadre n'a pas toujours la signification que l'auteur lui avait donnée. Ma réponse venait à la suite d'une communication qui avait pour objet de prouver que la septicémie est une putréfaction et que son virus est un vibrion ou une bactérie. Les faits que j'avais donnés à l'appui de cette manière de voir, étaient des cas d'inoculations faites par la plus petite plaie possible, avec la seringue de Pravaz et par l'injection d'une seule goutte d'eau contenant un millionième ou un trillionième de goutte de sang. Enfin, dans ces cas, la mort avait été généralement rapide.

A la demande qui m'a été faite des lésions nécroscopiques, j'ai dû croire que M. Verneuil parlait de lésions constantes et auxquelles on devait attribuer la mort.

Quel autre sens pouvait avoir la question de notre savant collègue? Devait-il s'attendre à ce que je lui exposasse toutes les altérations consécutives à l'agonie, et même l'existence des cysticerques dans la cavité abdominale? D'après cette pensée, j'ai donc répondu qu'il n'y avait pas de lésions dans la septicémie à marche rapide dont je venais de parler, c'est-à-dire de lésions constantes et auxquelles on pût attribuer la mort, et cette réponse je la fais encore.

Les expériences de M. Béhier ne prouvent rien contre cette thèse; car, généralement, les inoculations n'ont pas été faites à doses infinitésimales ou très-petites. Quant à celles de M. Vulpian, elles sont confirmatives des miennes, et je vais le montrer :

Examinons la série des expériences XII, XIII, XIV et XV.

Exp. XII. — Lapin mort en seize ou dix-huit heures ; injection d'une goutte de sang septicémique :

« *Nécropsie* (je cite textuellement). Le tissu cellulaire souscutané est infiltré de *pus* dans une certaine étendue. On trouve dans ce pus quelques granulations mouvantes. Le sang contient des granulations mouvantes ; les poumons sont congestionnés ; les organes abdominaux paraissent sains. »

Exp. XIII. — Lapin mort en vingt heures de l'injection d'une goutte de sang septicémique :

« *Nécropsie*. Infiltration *purulente* et œdémateuse et quelques taches ecchymotiques au niveau de l'injection. Le *pus* contient une quantité considérable de granulations vibrionaires. Le sang contient une grande quantité de granulations vibrionaires mobiles. Les poumons sont sains. »

Exp. XIV. — Lapin, injection de 1 millième de goutte de sang septicémique. Mort en quarante-sept heures. « *Nécropsie :* on constate les mêmes altérations que dans l'expérience précédente, soit au niveau du lieu de l'injection, soit dans le sang. La *rate* contient un grand nombre de granulations et de petites bactéries mouvantes. Les autres organes, d'ailleurs examinés à l'œil nu, paraissent sains. »

Exp. XV. — Lapin, injection de 1 millionième de goutte de sang septicémique. Mort en trente ou quarante heures.

« *Nécropsie :* le sang contient un grand nombre de bactéries, de vibrions et de granulations mobiles. La rate est tuméfiée, elle renferme une quantité prodigieuse de granulations et de vibrions. Infiltration *purulente* et œdémateuse du tissu cellulaire au niveau de l'injection ; le *pus* renferme un nombre considérable de granulations et de vibrions. Les autres organes paraissent sains. Le foie ne contient pas de matière glycogène. »

Si dans ces quatre cas nous faisons abstraction des granulations mouvantes et des vibrioniens contenus dans le sang, le *pus* et la rate, que reste-t-il ? Dans les quatre cas existe une infiltration *purulente* au niveau du point inoculé.

Dans le premier cas, les poumons sont congestionnés ; mais dans les trois autres, les poumons sont sains.

Dans tous les cas, les organes abdominaux sont sains, sauf dans un seul où l'on mentionne une tuméfaction de la rate.

Ainsi, nous ne trouvons dans ces quatre cas qu'une seule lésion anatomique constante, c'est une infiltration *purulente* au niveau du point inoculé; car nous ne devons pas compter comme lésion anatomique la présence des vibrioniens, dont ma communication, au reste, avait pour but d'affirmer l'existence constante, loin que je voulusse la nier.

Examinons maintenant en quoi consiste *quelquefois* la seule lésion constante : mais je dirai d'abord que je ne veux nullement nier le fait d'une suppuration au point inoculé, lorsque l'inoculation est pratiquée par une incision, ou lorsque la quantité de liquide injecté est de plusieurs gouttes, ou même, mais très-rarement, lorsque la dose est d'une fraction de goutte. Je laisse maintenant la parole à M. Vulpian : « *Parfois*, dit M. Vulpian, parfois il semblait y avoir seulement un œdème diffus du *tissu cellulaire dans lequel avait été faite l'injection*, jusqu'à une distance de 2 ou plusieurs centimètres autour du point d'introduction du liquide injecté. La sérosité infiltrée était *plus ou moins transparente*, ordinairement rougeâtre, parfois fortement sanguinolente ; les vaisseaux de la région œdématiée étaient dilatés et remplis de sang ; il y avait, en un mot, une assez vive congestion de cette même région ; parfois même, on y trouvait des ecchymoses véritables. » (Je ferai observer que, lorsqu'on injecte du sang dans le tissu cellulaire, il en résulte des ecchymoses ; mais poursuivons.) « L'examen microscopique du liquide séreux ou séro-sanguinolent infiltré y faisait voir de très-nombreux leucocytes et d'innombrables bactéries et granulations mobiles ou immobiles, lesquelles sont probablement des germes de bactéries et de vibrions. La quantité de ces deux sortes de corpuscules était vrai-

heures. *Pas de lésions viscérales notables; légère infiltration séreuse* sous la peau de l'oreille; abondants granules bactériformes mouvants dans cette infiltration et dans le sang du cœur. »

Ainsi, dans ce cas encore, nous ne trouvons pas de lésions notables des viscères et pas de pus, ni même de leucocytes en quantité notable dans le point inoculé.

Du sang de ce lapin fut encore inoculé par deux piqûres de lancette, *à la pointe de l'oreille* d'un autre lapin qui mourut en dix heures. « Autopsie du cadavre encore chaud et flasque : *pas d'infiltration à l'oreille;* rougeur des ganglions mésentériques; granules bactériformes dans le sang des diverses parties du corps. » Enfin, un autre lapin, inoculé avec du sang septicémique de lapin, étant mort au bout de douze heures et demie, n'a offert, dit M. Colin, aucune lésion viscérale bien marquée.

Je ne parlerai point des faits que j'ai observés moi-même et qui ont servi de base à mon opinion sur l'absence de lésions anatomiques propres à la septicémie; on pourrait croire qu'ils ont été observés avec des idées préconçues et rédigées pour les besoins de la cause : je rappellerai seulement cette observation d'un lapin mort avec une augmentation de la température normale, et qui remonte à une époque où, certes, je n'avais pas prévu la discussion d'aujourd'hui. J'ai inoculé alors plusieurs lapins et plusieurs cobayes dans une cuisse, pour comparer l'œdème survenant avec l'état normal de l'autre cuisse. J'attachais une certaine importance à l'existence de cet œdème, consécutif à l'inoculation, puisqu'il pouvait témoigner de l'existence constante des bactéries dans la septicémie, fait qui était alors en discussion ; eh bien, je dois le dire, plusieurs fois j'ai trouvé que cet œdème était à peine notable, comme dans le cas rapporté ci-dessus.

Je laisse à l'Académie de juger si ma réponse à notre collègue M. Verneuil est le fait d'un aveuglement singulier ou d'une légèreté impardonnable.

Je ne me serais pas étendu si longuement sur ce sujet, s'il ne s'agissait ici que d'une question personnelle ; mais il importe de savoir si la septicémie est purement et simplement une maladie du sang qui peut exister indépendamment de toute lésion anatomique.

Or, je suis bien loin de nier que l'introduction dans l'économie de matières putréfiées par une piqûre et par une plaie surtout, ne détermine souvent des lésions organiques graves et principalement des suppurations. J'ai vu souvent des abcès au point inoculé et des suppurations des séreuses ; je connais les travaux de M. Chauveau sur cette question, travaux qui sont tout à fait péremptoires. Mais l'infection purulente consécutive à l'introduction de matières septiques dans l'économie est un autre effet de ces matières putrides, un effet distinct de la septicémie. Celle-ci peut exister indépendamment de la pyohémie ; elle a pour nature la putréfaction, pour cause les bactéries, pour caractère la virulence.

Maintenant, messieurs, permettez-moi encore d'invoquer un témoignage qui ne sera pas récusé, sans doute, par M. Béhier. — MM. Coze et Feltz, qui, dit-on, ont traité toutes les questions dont je me suis occupé, beaucoup plus complétement que moi, ont tiré de leurs travaux, relativement à cette dernière question, les conclusions suivantes : « Le cadavre de l'individu mort de septicémie n'accuse, la plupart du temps, dans les organes, aucune lésion appréciable. L'examen seul du sang révèle le caractère de la maladie par la présence des éléments figurés que contient ce liquide. » (*Ouvr. cité*, p. 133.)

Dans un autre passage, les mêmes auteurs s'expriment tout aussi catégoriquement : « Dans un cas de septicémie, disent-ils, on a beau chercher dans tous les organes, il arrive très-souvent de ne trouver aucune altération appréciable. C'est en vain, dit Billroth, qu'on cherche souvent sur le cadavre la cause de la mort dans la septicémie. » (*Ouvr. cité*, p. 107.)

J'aborderai maintenant une autre question, celle de la

nature de la septicémie ou, pour rester dans les limites de la discussion, de la *septicémie expérimentale*. Suivant M. Vulpian, la *septicémie expérimentale du lapin*, ce sont ses propres expressions, *paraît être une sorte d'affection parasitaire interne*, *un genre tout spécial d'altération*, qu'il propose de nommer, *en attendant mieux*, une *bactériémie*.

La condition que nous réalisons dans nos expériences et qui donne au lapin une altération du sang désignée sous le nom de *septicémie*, n'est point une création de ces expériences. Nous ne créons rien; mais nous faisons naître à volonté, pour les étudier, des conditions que la nature réalise parfois, et l'étude de cette septicémie expérimentale n'est pas autre chose que l'étude d'une condition naturelle que nous reproduisons, afin d'avoir l'occasion de l'observer suivant les besoins de nos recherches.

Lorsqu'un physiologiste étudie chez la grenouille les fonctions d'un nerf, en le coupant, ou l'effet d'une substance toxique, pense-t-il déterminer chez cette grenouille *un genre tout spécial d'altération?* En vérité, s'il le pense, il perd sa peine et j'ai éprouvé, je l'avoue, quelque étonnement d'entendre un physiologiste appeler la septicémie expérimentale un genre tout spécial d'altération du lapin ou du cobaye.

La nature de la septicémie (expérimentale si l'on veut) est une question qui a été nettement posée dans l'une de mes communications, et j'ai apporté un certain nombre de raisons qui prouvent, à ce qu'il me semble, que cette septicémie n'est pas autre chose que la putréfaction même développée dans l'économie vivante d'un animal. Je ne puis donc accepter l'opinion de M. Vulpian qui, du reste, n'a cherché à réfuter aucun des arguments sur lesquels j'ai cru pouvoir établir la mienne.

La question de savoir si la putréfaction peut s'emparer d'un animal pendant la vie, aussi bien qu'après la mort, est d'une grande importance pour la pathologie; il serait hors de propos de vouloir le démontrer ici. Je vais donc rappeler les arguments qui, suivant moi, établissent ce fait, afin de montrer que la septicémie expérimentale est un cas particulier d'un phénomène naturel et universel.

Nous reconnaissons l'identité de deux corps ou de deux phénomènes par l'identité des propriétés ou par celle des effets obtenus dans des conditions données. Comparons donc, à ce point de vue, les propriétés et les conditions du sang putréfié à l'air libre et celles du sang d'un animal mort de septicémie.

Le sang putréfié à l'air libre et le sang septicémique (on sait que j'appelle ainsi, pour abréger, le sang de l'animal atteint de septicémie) déterminent également une maladie et la mort chez les animaux auxquels on l'inocule en suffisante quantité.

Dans les deux cas les phénomènes morbides sont semblables quant à leur manifestation et à leur durée.

Dans les deux cas, le sang de l'animal qui succombe acquiert des propriétés virulentes identiques.

Le sang putréfié à l'air libre et le sang septicémique perdent également de leurs propriétés virulentes par une longue conservation.

L'examen microscopique montre que le sang qui se putréfie à l'air libre offre d'abord des granulations et des bactéries immobiles qui se produisent par groupes, puis bientôt des bactéries mobiles et enfin des vibrioniens plus ou moins grands et actifs.

Le sang et les liquides de l'animal inoculé offrent dans le même ordre de production des granulations et des bactéries immobiles ou mobiles et des vibrioniens. Nous en trouvons la confirmation dans les faits rapportés par MM. Béhier, Vulpian et dans ceux de M. Colin qui mentionne tout particulièrement cette similitude.

Cependant on peut constater entre le sang putréfié à l'air libre et le sang de l'animal qui succombe à l'inoculation, deux différences notables : l'une est relative aux doses qui sont toxiques pour les animaux, l'autre est relative à l'odeur de l'un et l'autre liquide.

Examinons si ces différences sont constantes et quelle est leur importance :

J'ai établi que le sang lentement putréfié par une température moyenne, ne tue les lapins que par l'injection de plusieurs gouttes, tandis que le sang de ces lapins devenus septicémiques tue par des doses infinitésimales ; mais j'ai fait voir aussi que cette différence cesse d'exister lorsque l'on porte le sang extrait des vaisseaux et préalablement mêlé d'une petite quantité de sang putréfié à la température de 36 à 40 degrés centigrades qui est celle d'un mammifère. M. Béhier, sur deux expériences, a confirmé une fois ce résultat. Mais dans une seconde expérience qui a été négative, notre savant collègue ne s'était pas placé dans toutes les conditions voulues. Pour obtenir, en quatorze heures, une putréfaction très-virulente, il faut préalablement ajouter au sang frais une petite quantité de sang putréfié ; cette condition avait été omise. Les expériences de M. Onimus s'accordent sous ce rapport avec les miennes et j'en rapporterai d'autres semblables tout à l'heure.

Ainsi la virulence acquise par le sang est identique, chez l'animal vivant ou à l'air libre, lorsque le phénomène s'accomplit à la même température et dans le même temps.

Reste donc une seule différence, l'odeur putride qui ne se manifeste pas dans le sang de l'animal vivant. L'élimination des principes odorants de la putréfaction, pendant la vie, peut expliquer cette différence; mais l'expérimentation prouve encore que l'odeur putride n'est pas une condition essentielle de virulence dans les matières putréfiées.

J'ai déjà communiqué à l'Académie plusieurs expériences dans lesquelles du sang mêlé avec du charbon ou avec du carbonate de plomb, et porté à une température voisine de 40° c., avait acquis une virulence extrême, bien que l'odeur de putréfaction fût peu marquée.

Voici de nouveaux faits analogues :

Exp. I. — Vingt gouttes de sang rapidement putréfié et très-fétide sont placées dans un litre de gaz oxygène. En vingt-quatre heures ce sang perd en grande partie son odeur putride. Deux lapins inoculés avec une goutte de ce liquide meurent, l'un en dix-neuf heures, l'autre en trente ou quarante heures.

Exp. II. — Vingt gouttes de sang frais de bœuf sont placées dans un litre de gaz oxygène et maintenues à une température assez élevée. Cinq jours après ce sang n'a nullement l'odeur de putréfaction, mais il a celle de cuir récemment tanné et mouillé. Cinq lapins sont inoculés avec trois gouttes, deux gouttes, une goutte, un dixième et un vingtième de goutte.

Quatre meurent en moins de quarante heures et le cinquième en soixante heures.

Cette expérience fut répétée une autre fois sur trois lapins avec le même résultat.

On sait, au reste, que l'odeur plus ou moins forte qu'acquièrent les matières putréfiées est en rapport avec la composition chimique de ces matières.

D'après tous ces faits, nous voyons qu'il n'y a pas de différence essentielle entre le sang putréfié qui tue un animal et le sang même de cet animal atteint de septicémie.

Je vais maintenant rapporter un nouveau fait qui prouve encore l'identité des propriétés virulentes de ces deux liquides.

Le sang du cœur d'un animal mort de septicémie étant mêlé avec beaucoup d'eau (au millième ou au dix-millième) a été maintenu en état d'ébullition pendant plusieurs minutes. Une goutte de ce liquide, au millième ou au dix-millième de sang, injectée à des lapins, les a tués en un ou deux jours. — Ces expériences sont mentionnées dans un papier cacheté dont j'ai fait le dépôt à l'Académie dans le mois de janvier dernier.

Du sang de bœuf pris à la boucherie et mêlé avec une très-petite quantité de sang putréfié est placé dans une couveuse artificielle à la température de 35° à 38° c. — Après quinze heures, une partie de ce sang mêlée avec dix mille parties d'eau est soumise à une vive ébullition pendant deux minutes. Puis une goutte est injectée à un lapin qui meurt vingt-trois heures et demie après.

Le même sang conservé dans la couveuse pendant vingt-deux heures est traité de même et injecté à un lapin qui meurt en trente ou quarante heures.

Deux expériences semblables sont répétées une autre fois avec d'autre sang de bœuf; elles donnent le même résultat.

Ces expériences prouvent que l'ébullition ne détruit ni le ferment de la putréfaction, ni le virus de la septicémie, lesquelles nous offrent, sous ce rapport, une nouvelle analogie.

D'après tous ces faits qui nous montrent une identité de propriété et une identité d'action dans des conditions données, ainsi que l'identité des êtres microscopiques que l'on constate dans les deux cas, nous devons conclure à l'identité de nature. Le sang devenu virulent à l'air libre, le sang devenu virulent dans les vaisseaux d'un animal vivant, ont évidemment subi une modification semblable, identique; d'une part comme de l'autre, cette modification est une putréfaction.

La septicémie expérimentale n'est donc pas un genre tout spécial d'altération du lapin et du cobaye. Si elle est entre nos mains un fait expérimental, elle n'en est pas moins un fait naturel qui doit se reproduire *naturellement* toutes les fois que des matières putréfiées pénètrent en quantité suffisante dans l'économie animale.

Lorsque M. Pasteur a mis en lumière la nature de la putréfaction, il n'a pas cru devoir la désigner par un nouveau nom; je ne crois pas qu'il y ait lieu de changer ce nom, lorsque nous voyons le phénomène de la putréfaction s'accomplir dans des conditions nouvelles pour nous. Il faut, au contraire, le garder pour marquer les rapports qui existent entre des phénomènes qui ne diffèrent que par le milieu dans lequel ils se produisent.

Le nom de *septicémie*, qui signifie *putréfaction du sang*, indique ces rapports ; il est donc le meilleur que nous puissions choisir ; s'il n'existait pas, il faudrait le créer.

Je viens maintenant aux expériences relatives à la fièvre typhoïde. Les résultats obtenus par M. Vulpian sont entièrement contraires aux miens. Sur douze lapins inoculés, trois seulement sont morts, et, dans ces trois cas, des lésions nécroscopiques indépendantes de l'inoculation expliquent la mort.

Sur dix-huit lapins inoculés, j'ai obtenu quatorze fois la mort dans l'intervalle de onze jours, et quatre fois plus tardivement ; en somme, tous mes lapins inoculés sont morts dans l'intervalle d'un mois.

Je pense que les expériences de M. Vulpian ont été faites avec soin ; j'ai donc dû rechercher quelles devaient être les causes d'une aussi grande différence entre les résultats de ces inoculations.

Lorsque l'expérience amène une mort prompte, les causes d'erreur sont à peu près nulles ; il suffit de la répéter pour acquérir à ce sujet une certitude. Il n'en est plus de même lorsque la mort n'arrive qu'après un certain nombre de jours ; ici peuvent intervenir, pour troubler les résultats, soit une mort accidentelle, soit la mort par infection du local ou par contagion. J'ai vu, en effet, des lapins non inoculés mourir par l'une ou l'autre de ces deux causes, et l'on sait que, chez les marchands, il règne quelquefois sur les lapins réunis en grand nombre des épizooties meurtrières.

Il se peut donc que je n'aie pas été à l'abri de cette dernière cause d'erreur, et comme dans mes travaux je n'ai point d'autre mobile que la recherche de la vérité, je vais examiner cette question.

Pendant les mois d'été, pour reconnaître s'il ne se déclarait pas une épizootie dans le local, du reste vaste, propre et bien aéré, où sont enfermés mes animaux, je conservais toujours un certain nombre de lapins non inoculés.

La mortalité, parmi ces lapins, était tellement faible qu'elle ne pouvait avoir d'influence sur le résultat définitif de mes expériences.

Au commencement de l'hiver, j'ai retiré ces animaux pour éviter l'encombrement et parce que l'abaissement de la température me rassurait contre l'invasion d'une épizootie. — C'est alors que je fis mes expériences sur la fièvre typhoïde.

Lorsque j'eus connaissance des résultats obtenus par M. Vulpian, j'introduisis de nouveau des lapins non inoculés dans le local où sont renfermés mes animaux ; voici les résultats de cette épreuve :

Le 6 février, six lapins sont placés dans ce local ; ils y restent cinq semaines ; il en meurt un le septième jour.

Le 13 février, six nouveaux lapins sont placés dans ce local ; ils y séjournent un mois ; il en meurt un le huitième jour.

Le 13 mars, huit lapins remplacent ceux-ci ; ils y restent cinq semaines; il en meurt trois, dont l'un le septième jour ; les autres plus tard.

Le 27 mars, six lapins sont encore placés dans ce local ; en trente-deux jours, il en meurt trois, dont un le sixième jour et un le onzième jour.

En résumé, sur vingt-six lapins qui ont passé en moyenne plus d'un mois dans ce local, il en est mort huit; c'est un peu moins de un sur quatre.

Et sur ces vingt-six lapins, cinq seulement sont morts dans les onze premiers jours ; c'est un sur cinq.

Ces résultats donnent une mortalité bien différente de celle de mes animaux inoculés par le sang de fièvre typhoïde ; car, dans ces cas, sur dix-huit lapins inoculés, quatorze sont morts dans les onze premiers jours.

Si donc tous mes lapins inoculés avec du sang de fièvre typhoïde sont morts par infection du local ou par contagion, il faut que cette cause de mort ait régné précisément au moment de mes recherches sur la maladie typhoïde ; mais, dans ce moment même, je faisais d'autres expériences sur des lapins qui ne mouraient pas tous et qui ne mouraient même que suivant les prévisions de l'expérience. Je n'ai donc pu concevoir de doute sur la cause réelle de la mort dans les recherches dont j'ai exposé les résultats à l'Académie.

D'après ces considérations, je ne puis accepter sans réserve les faits contraires aux miens, qui ont été observés par M. Vulpian, et je crois que de nouvelles recherches sont nécessaires pour résoudre cette question.

Il peut sembler singulier qu'on ait eu l'idée d'assimiler la fièvre typhoïde à la septicémie expérimentale, en supposant même que la mort des animaux dans le premier cas ait été certainement le fait de l'inoculation.

Il y a une différence grande, en effet, dans la durée de l'incubation entre les deux cas. — C'est une différence que M. Vulpian a fait ressortir. Mais je l'avais moi-même indiquée dans ma dernière communication, et voici en quels termes : « On aura remarqué que l'incubation est généralement beaucoup plus longue dans le premier cas (fièvre typhoïde) que dans le second (septicémie expérimentale); dans une prochaine communication je reviendrai sur cette particularité et je montrerai qu'elle n'a rien de spécial à la fièvre typhoïde. »

Eh bien! cette particularité (sur laquelle je reviendrai plus tard) se montre aussi, lorsque l'on a soumis du sang putréfié ou septicémique à l'action plus ou moins prolongée de certains antiseptiques. La différence dans la durée de l'incubation n'indique donc point une différence dans la nature du sang inoculé.

Je pense avoir répondu à toutes les objections basées sur l'expérimentation qui ont été faites aux résultats de mes travaux. Parmi les nombreuses questions qu'ils ont soulevées, plusieurs ont été confirmées; une seule peut laisser prise à un doute bien motivé.

J'espère que de nouvelles recherches viendront bientôt éclairer ce sujet, et j'ai la confiance qu'avec les nouveaux moyens d'études que nous possédons aujourd'hui, d'autres questions relatives à la septicémie seront prochainement élucidées.

PARIS. — IMPRIMERIE DE E. MARTINET, RUE MIGNON, 2.

RAPPORT

SUR

UN MÉMOIRE DE M. ONIMUS

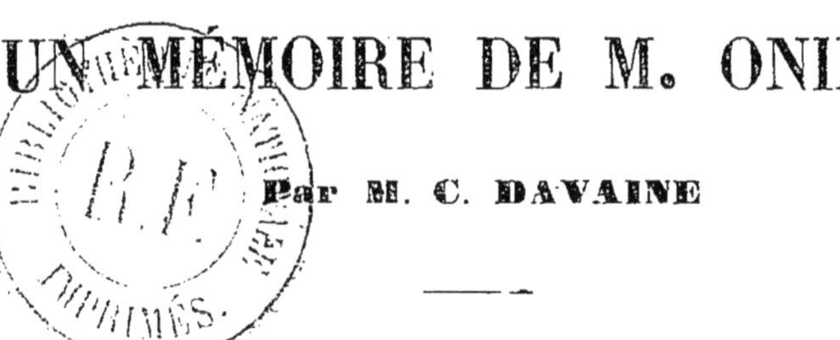

Par M. C. DAVAINE

Messieurs, vous avez renvoyé à mon examen un mémoire de M. le docteur Onimus, dont je viens vous rendre compte aujourd'hui.

M. Onimus s'est proposé d'étudier *l'influence des organismes inférieurs développés pendant la putréfaction sur l'empoisonnement putride des animaux*. Dans ce but, il a institué les expériences suivantes :

Du sang de bœuf, de porc ou d'homme atteint de fièvre typhoïde est placé dans un papier à dialyse, et ce papier est ensuite placé dans un vase contenant de l'eau distillée; puis le tout est maintenu à une température d'environ 38 degrés centigrades, suivant les indications que j'ai données dans l'une de mes expériences. Après quatorze heures, l'eau distillée se trouble au point de devenir lactéscente ; examinée au microscope, elle renferme une prodigieuse quantité de bactéries et de vibrioniens identiques, quant à la forme, avec ceux que contient le sang renfermé dans le papier à dialyse.

Après cette constatation, une seule goutte de sang putréfié contenu dans le papier à dialyse est injectée à plusieurs lapins, tandis que plusieurs gouttes de l'eau extérieure renfermant des myriades de bactéries sont injectées de même à d'autres lapins.

Tous ceux de ces animaux qui avaient reçu la goutte de sang putréfié sont morts en peu de temps ; tous ceux qui avaient reçu l'eau avec les bactéries ont survécu.

Des expériences semblables sont faites avec le sang des lapins morts à la suite des injections de sang putride. Le sang contenu dans le papier à dialyse a toujours déterminé une mort rapide chez les lapins inoculés, tandis que l'eau extérieure, renfermant des myriades de bactéries, injectée même à la dose de 40 à 50 centimètres cubes, n'a pas déterminé la mort des lapins inoculés.

Enfin, par d'autres expériences, M. Onimus établit que les vibrioniens qui se produisent dans l'eau distillée proviennent principalement des substances dialysables du sang, car en épuisant ces substances par des opérations successives, les vibrioniens se produisent de moins en moins; en outre, si l'on remplace, dans le papier à dialyse, le sang par de l'albumine putréfiée, le nombre des vibrioniens de l'eau extérieure est relativement très-petit.

M. Onimus croit pouvoir conclure de ces faits : 1° que le virus de l'infection putride n'est point un ferment organisé appartenant à la famille des vibrioniens;

2° Que les organismes inférieurs n'ont, par eux-mêmes, aucune action toxique, qu'ils semblent être le résultat et non la cause des altérations putrides;

3° Que le virus de l'infection putride n'est point une substance dialysable, ce qui permet de le rapprocher des substances albuminoïdes.

Ces conclusions seraient vraies, au moins nous pourrons les regarder comme vraies, si M. Onimus avait prouvé que les vibrioniens renfermés dans le papier à dialyse étaient de la même espèce que ceux qui se trouvaient dans l'eau extérieure à ce papier. La forme de tous ces vibrioniens, intérieurs ou extérieurs, était la même, et cela suffit, suivant M. Onimus, pour établir l'identité spécifique. Je ne partage pas, sous ce rapport, la manière de voir de notre savant confrère, et comme cette question de la différence de certaines espèces dans l'identité de la forme est peu connue, ou plutôt, je pense, n'a pas été examinée, je dois lui donner ici quelque développement.

Il s'agit des vibrioniens ou des bactéries, c'est-à-dire des êtres doués de l'organisation la plus simple que nous connaissions, et qui par conséquent échappe à l'analyse ; ce sont aussi les êtres vivants les plus petits, et il n'est pas bien difficile de démontrer que la plupart restent inaperçus par notre œil armé de tous les grossissements de nos microscopes.

En effet, dans des liquides putréfiés et transparents, dans du suc de concombre, par exemple, les bactéries forment des tourbillons mouvants, et, quel que soit le grossissement auquel on les examine successivement, à mesure qu'on augmente ce grossissement, on compte toujours par myriades celles qui arrivent successivement aux limites de la vision ; de telle sorte que nous pouvons être assurés qu'avec des grossissements plus forts encore, nous ferions apparaître de nouveaux tourbillons de ces êtres infiniment petits.

Dans une goutte de sang rapidement putréfié, l'observation microscopique peut faire reconnaître l'existence de plusieurs millions de bactéries, et dans cette goutte de sang on retrouve cependant tout autant de globules rouges qu'avant la putréfaction ; or, si je ne craignais de faire ici une pétition de principe, je dirais que les inductions que l'on peut tirer des effets de l'inoculation de ce sang à dose infinitésimale nous donnent la notion de l'existence dans ce liquide d'un nombre infiniment plus considérable encore de bactéries ou de vibrioniens.

Eh bien ! dans ces filaments presque imperceptibles, dans ces points mouvants, où trouverons-nous un caractère distinctif de l'espèce? comment percevrons-nous que l'organisation diffère de l'une à l'autre de ces particules vivantes?

Et qu'y a-t-il d'étonnant qu'il en soit ainsi chez des êtres microscopiques, lorsque nous pouvons conserver la même incertitude relativement à des êtres parfaitement visibles à l'œil nu.

Chez les animaux supérieurs, chez les mammifères et les oiseaux surtout, même lorsqu'ils sont arrivés à tout leur développement, les différences spécifiques sont quelquefois des nuances qu'il est difficile de rendre sensibles par une description. Chez les reptiles et les poissons, les caractères spécifiques sont parfois tellement effacés qu'ils ne consistent plus, pour le classificateur, qu'en des différences de taille et de couleur. Chez les insectes, la ressemblance est quelquefois telle entre deux espèces, surtout parmi les coléoptères, qu'il faut l'œil d'un entomologiste exercé pour en faire la distinction. Plus nous descendons ensuite dans la série animale, moins la constatation des espèces est facile; chez les vers cestoïdes, par exemple, les proglottis de différentes espèces ne peuvent absolument pas être distingués par l'apparence extérieure.

Mais cette ressemblance trompeuse chez beaucoup d'animaux adultes, va presque jusqu'à l'identité pendant les phases primordiales de la vie, chez un grand nombre d'animaux et de végétaux.

Dans une certaine période du développement de l'œuf, chez les mammifères et chez les oiseaux, l'examen le plus minutieux ne pourrait faire reconnaître une différence spécifique entre deux embryons de même âge qui appartiennent cependant à des espèces différentes; chez les insectes, des larves semblables par la forme donnent après la métamorphose des individus complétement distincts (1).

(1) Relativement à la ressemblance ou à l'identité morphologique chez les insectes, M. Laboulbène a bien voulu me communiquer les faits suivants : Chez les *Diptères*, les larves des Muscides sont toutes taillées sur le même patron, et, au sortir de l'œuf, celles du même genre sont absolument pareilles. Plus tard même, on a beaucoup de peine à les diversifier.

La plupart des *Hyménoptères* sociaux, tels que les Apides et les Guépiaires, ont des larves qui, venant d'éclore et pendant la majeure partie de leur croissance, sont semblables.

Les jeunes *Orthoptères* sauteurs des genres *Acrydium*, *Œdipoda*, ou coureurs des genres *Mantis*, *Bacillus*, *Phasma*, sont pareils quant à la forme générale de leur âge.

Il en est encore de même pour beaucoup d'espèces d'*Hémiptères*, soit parmi les Géocorises (Pentatomides, Coréides, Lygéides), soit parmi les Hydrocorises (*Corixa*).

Les *Lépidoptères* de la taille la plus exiguë (Tinéides) ont des chenilles

Chez les vers intestinaux, parmi les nématoïdes, dont les espèces connues se comptent par centaines, les individus qui n'ont point encore acquis d'organes génitaux n'ont souvent aucun caractère qui les distingue entre eux; on les confondait autrefois pour la plupart sous le nom de vibrions ou d'anguillules. — Enfin, parmi les végétaux, on pourrait trouver des exemples sans nombre d'espèces qui, pendant leur premier âge, sont complétement semblables dans leur apparence extérieure. Bien plus, on en trouverait qui, dans cette première période de leur vie, peuvent être confondues avec des végétaux appartenant à une autre classe; ainsi les mousses, qui sont des plantes à génération alternante, ressemblent tellement à des conferves, que plusieurs cryptogamistes se sont mépris et ont décrit comme telles leurs premiers développements. Il n'y a donc rien qui doive nous surprendre, si chez les êtres infiniment petits dont nous nous occupons, les caractères distinctifs des espèces le plus souvent nous échappent complétement.

Quant aux vibrioniens en particulier, l'expérimentation a prouvé que des espèces différentes ont les mêmes caractères morphologiques. J'ai vu, en effet, des vibrioniens semblables de tous points et développés dans des liquides de nature différente périr en très-peu de temps par leur transposition de l'un de ces liquides dans l'autre.

Les vibrioniens sont les êtres organisés le plus universellement répandus sur la terre; ils se rencontrent dans toutes les substances animales et dans un grand nombre de substances végétales qui se putréfient; ils constituent les ferments lactique, butyrique et tartrique droit; ils se trouvent

impossibles à distinguer au sortir de l'œuf. De plus, les chenilles jeunes de plusieurs genres de Rhopalocères (*Vanessa*, *Satyrus*, *Nymphalus*) ou d'Hétérocères (*Arctia*, *Catocala*, *Lithosia*) sont extrêmement voisines ou impossibles à distinguer les unes des autres dans le même genre.

Enfin, parmi les *Coléoptères*, on trouve des genres et même des tribus entières (Buprestides, Scarabéides, Mélasomes, Charançonides) où les différences pendant le très-jeune âge sont minimes ou parfois inappréciables.

dans les liquides organiques des divers animaux malades, dans les matières intestinales chez les animaux carnivores et chez les herbivores, où peut-être ils président à des fermentations physiologiques; et de plus ils se produisent par les températures les plus basses et les plus élevées qui soient compatibles avec la vie.

Eh bien! si nous considérons les autres familles d'animaux ou de végétaux, nous verrons, comme une loi presque générale, que le nombre des espèces dans une même famille augmente avec l'infériorité de l'organisation, et que ces espèces se diversifient avec les milieux et les climats où elles vivent. Nous ne pouvons croire qu'il en soit autrement pour la famille des vibrioniens, et il nous suffit d'avoir montré que deux espèces différentes peuvent avoir à nos yeux les mêmes caractères spécifiques, pour que nous puissions admettre qu'un grand nombre d'autres espèces partagent la même manière d'être.

L'importance qu'a prise aujourd'hui l'étude de ces infusoires et l'imperfection de nos connaissances à leur égard, feront excuser, j'espère, les détails dans lesquels je vais encore entrer à leur sujet.

Il est admis universellement, je pense, que les vibrioniens déterminent la putréfaction dont ils constituent le ferment; ils se trouvent donc partout où une substance animale se putréfie. Un phénomène de même ordre se produit dans les substances végétales : c'est la pourriture.

Il n'y a pas bien longtemps on croyait que la pourriture est un phénomène purement chimique. J'ai montré que la pourriture est toujours déterminée par le développement d'un champignon ou par des bactéries. Or, ce n'est pas un champignon unique qui détermine la pourriture; un très-grand nombre d'espèces différentes jouissent de cette propriété; mais toutes ces espèces ne déterminent pas indifféremment la pourriture chez tous les végétaux; beaucoup affectionnent un milieu spécial. Tout le monde sait que le *Penicillium glaucum*, qui donne l'odeur de moisi, envahit surtout les fruits acides; d'autres se développent principalement sur des fruits sucrés. Certains champignons attaquent les végétaux à parenchyme compacte; certains autres attaquent ceux qui ont le parenchyme très-mou. Après qu'une espèce a modifié la nature du milieu qu'elle a envahi, d'autres espèces viennent achever l'œuvre commencée.

A l'époque de la vendange, dans une année humide, la pluie qui mouille la surface du raisin pénètre dans le grain par endosmose et le fait crever; bientôt les spores d'un petit champignon grisâtre (*Polyactis*, Corda) apportées par l'air, germent et produisent en quelques heures un mycélium qui réduit le parenchyme en une substance aqueuse et sans goût. L'envahissement de toutes les vignes se fait rapidement par les innombrables spores que produisent ces petits champignons. Cependant le raisin pourri n'est pas complétement impropre à faire le vin, au moins il n'altère pas très-notablement le goût de ce liquide, si la proportion des grains altérés n'est pas trop grande. Mais au bout de deux ou trois jours, un grand nombre de moisissures nouvelles, blanches, roses, noires ou vertes (*Penicillium*, *Trichothecium*, *Mucor*, etc.) s'emparent des grains déjà altérés, leur communiquent, avec une pourriture plus complète, un goût et une odeur qui forcent le vigneron à abandonner les grappes envahies par ces nouveaux parasites. J'ai pu observer cette pourriture sur une grande échelle, en 1866, dans le Beaujolais, chez notre éminent collègue M. Claude Bernard. Je l'ai étudiée cette même année sur une foule de végétaux et notamment sur les betteraves; mais dans ce végétal, ainsi que dans beaucoup d'autres, l'espèce de champignon qui produit le plus de ravages est différente.

La plupart de ces champignons sont peu visibles à l'œil nu, et le microscope seul peut nous faire distinguer leurs diverses espèces; eh bien, supposons que les filaments ou les spores de ces végétaux, au lieu d'avoir un, deux ou trois centièmes de millimètre de diamètre, aient seulement un millième ou un dix-millième de millimètre, nous les verrions, aux plus forts grossissements, comme des filaments ou comme des corpuscules un peu plus minces ou un peu plus épais ; mais nous n'aurions nullement l'idée des nombreuses espèces qu'ils constituent.

Or, la pourriture et la putréfaction étant des phénomènes de même ordre, toutes les deux étant produites par le développement de végétaux microscopiques, il est difficile de se défendre de croire que, d'une part aussi bien que de l'autre, les espèces de ces végétaux ne soient très-nombreuses.

L'existence des champignons sur les végétaux pourris a été reconnue de tout temps, mais toujours on attribuait la présence du champignon à la pourriture; on sait aujourd'hui que la pourriture est au contraire déterminée par l'envahissement du champignon, que le champignon diffère généralement d'espèce avec la qualité du milieu qu'il envahit; mais que, toutefois, il en existe aussi qui se développent assez indifféremment dans des milieux différents.

Si nous comparons la putréfaction à la pourriture, nous devrons croire, par analogie, que les vibrioniens qui déterminent la putréfaction varient leurs espèces comme les champignons dans la pourriture, suivant la nature des substances envahies, et que certaines espèces se développent spécialement dans certains milieux, mais que d'autres sont moins limitées dans leur domaine.

Il y a dix ans, les vibrioniens étaient regardés comme des animaux ; j'ai montré alors que ces petits êtres se rapprochent plus des végétaux, et j'ai fait voir les rapports intimes qu'ils ont avec les conferves privées de chlorophylle. Les travaux récents des botanistes ont confirmé ces vues ; mais ils ont montré en même temps que les conferves incolores sont de véritables champignons ; ils ont donc fait reporter les vibrioniens dans cette dernière classe de végétaux ; en outre, ils ont fait regarder comme très-probable ou comme certain que les vibrioniens sont des états primitifs de champignons plus élevés.

Nous pouvons de ces faits tirer deux conséquences importantes relativement à la question qui nous occupe. Nous avons dit que souvent les végétaux et les animaux, dans les premières phases de leur existence, ne possèdent point de caractères spécifiques propres ; il en doit être de même chez les vibrioniens, s'ils sont en effet un état de *jeunesse* de certains champignons. Nous avons montré que, dans la pourriture, ces derniers végétaux diversifient considérablement leurs espèces suivant les milieux qu'ils envahissent ; pourquoi n'en serait-il pas de même des vibrioniens dans la putréfaction, s'ils sont aussi des champignons ?

Cela posé, si nous examinons les faits de M. Onimus, nous constaterons que les bactéries contenues dans le sang d'une part et dans l'eau avec les substances dialysables d'une autre part, se trouvaient dans des milieux tout à fait différents ; car, par le fait même de la dialyse, tout un ordre de substances se trouvait séparé de l'autre. Nous pouvons donc regarder les bactéries qui s'étaient développées de l'un et de l'autre côté comme formant des espèces distinctes, malgré l'identité de leur forme. Et il ne faut pas croire qu'une différence minime dans la nature du milieu puisse être indifférente pour la transformation de ces infusoires.

La subordination de certains êtres organisés à certains milieux se montre d'une manière singulière dans le parasitisme ; mais nulle part elle n'est plus évidente que chez les vibrioniens, car M. Pasteur a montré que le ferment qui détruit l'acide tartrique droit, ferment qui est un vibrionien, laisse intact l'acide tartrique gauche, et cependant ces deux substances ne diffèrent que par leurs propriétés optiques et par la forme de leur cristallisation.

Je pense avoir montré, par toutes les considérations qui précèdent, que, sous une même forme, peuvent exister des espèces diverses de vibrioniens, et qu'il suffit d'une différence très-minime dans des milieux où se produisent ces petits êtres, pour qu'il s'y forme des espèces différentes.

M. Onimus ne peut donc conclure avec certitude qu'il a injecté à ses lapins, dans ses deux séries d'expériences, des bactéries de même espèce. Par là tombent toutes les autres conclusions.

J'ajouterai, relativement à la nature du virus de la putréfaction telle que la comprend notre savant confrère, qu'il ne me paraît pas possible d'admettre aujourd'hui que ce virus est une substance albuminoïde privée de vie.

Aucune substance connue ne peut produire un effet toxique ou fermentescible à la quantité d'un millionième de goutte, à moins que cette substance ne se multiplie par génération ; or, la génération constitue l'être vivant. Le virus de la putréfaction est donc nécessairement un être organisé et non simplement une substance albuminoïde.

Malgré ces divergences d'opinion sur l'interprétation des faits observés par notre savant confrère, il faut reconnaître que ces faits offrent par eux-mêmes beaucoup d'intérêt, et qu'ils ouvrent à l'expérimentation une voie nouvelle.

Les vibrioniens remplissent évidemment dans la nature une grande fonction, c'est une fonction de destruction; mais cette fonction, ils ne l'accomplissent pas seulement dans la nature morte, ils détruisent aussi les êtres vivants, et l'homme a besoin de s'en défendre. Il nous importe donc de les connaître et d'encourager, dans un sujet aussi obscur, toutes les tentatives et toutes les recherches. Celles de M. Onimus paraissent ouvrir une voie nouvelle; en conséquence, je crois devoir demander à l'Académie de remercier l'auteur pour son intéressante communication et de l'engager à continuer ses travaux.

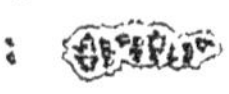

Paris. — Imprimerie de E. Martinet, rue Mignon, 2.

www.ingramcontent.com/pod-product-compliance
Ingram Content Group UK Ltd.
Pitfield, Milton Keynes, MK11 3LW, UK
UKHW021036200726
13857UKWH00004B/1756

9 782011 907189